Jeune,

Belle,

Epanouie Et Débordante D'Energie

Simples Habitudes Anti-âge A Adopter Au
Plus Vite

Valérie Sanson

VALERIE SANSON

TABLE DES MATIÈRES

NE VOUS LAISSEZ PAS ENTRAÎNER PAR L'ILLUSION !

Rester jeune et belle indéfiniment pendant toute la vie ? Beaucoup le promettent mais il nous faut nous convenir sur ce point :

Le vieillissement du corps est un processus naturel, que personne ne peut empêcher. Si vous ne pouvez pas accepter que l'apparence de votre corps change au fil des années, vous allez juste vous torturer mentalement – et inutilement !

Vous devez tout d'abord accepter le fait que – comme toute chose qui passe – vous ne pouvez pas retenir indéfiniment une forme ou une apparence de votre physique. Vous devez aussi voir ce processus de perpétuel changement comme quelque chose de positif, et non pas provoquer le sentiment d'avoir « perdu » quelque chose.

Positif ? oui, parce que – rappelez-vous – ce processus est naturel. Ce qui est naturel pour votre corps – comme vos cheveux et vos ongles qui poussent, ou la transpiration, les larmes, etc – ne lui est jamais néfaste.

En fait, prenez même le processus de vieillissement de votre physique comme une bénédiction. Exactement comme le vin qui mûrit au fil des années, votre corps change, mais devient plus mûr.

Vous allez probablement dire « et les rides ? les cheveux blancs ? et avec l'énergie qui décroît ? ».

La beauté est subjective, ou plus clairement chacun a sa propre définition de ce qui est – pour lui – beau ou pas. Le plus important, c'est *comment vous vous voyez vous-même*, et jamais comment vous devez être selon certains « standards ».

Une femme qui a des rides est toujours belle, de même pour une femme qui a des cheveux blancs, *si elle se voit ainsi*, et de par ce fait, *les autres la voient aussi ainsi*. De telles femmes avant tout n'associent *jamais* les rides et les cheveux blancs comme des signes de « laideur ».

Ce sont juste des signes qui montrent l'âge mûr, qui est aussi synonyme de sagesse. A partir de maintenant, associez tout signe d'un âge avancé à quelque chose dont vous devez être fière, non pas à quelque chose que vous devez cacher.

Et vieillir ne veut pas absolument dire perdre une grande partie de sa vitalité, de son énergie. Il y a des personnes de 60 ans qui font des kilomètres à pied chaque jour. Il y a des sportifs de 70 ans qui courent des marathons. Il y a beaucoup de personnes d'âge mûr qui pratiquent des sports physiquement exigeants comme l'escalade ou la plongée.   .

NOTRE BUT AVEC CE LIVRE EST DE NE PAS FAIRE NOTRE ÂGE

Il ne s'agit donc pas de vouloir chercher à tout prix notre visage et notre corps quand nous avions 20 ans si actuellement nous avons dépassé la quarantaine. Nous chercherons plutôt à paraître plus jeune que notre âge. Si nous avons - par exemple - 50 ans, nous voulons avoir un visage de 40. Et si nous avons 60 ans, nous voulons avoir un visage de 45 ou 50.

Nous ne pouvons pas parler d'une méthode pour rajeunir notre corps, si nos cellules sont déjà vieilles. Mais nous pouvons envisager de maintenir l'aspect de notre visage à un certain niveau, de manière à paraître jeune.

Nous pouvons tout faire mais sans nous détruire, sinon, nous récolterons ce que nous semons. De cette manière, nous préparons notre visage de demain. Si nous abîmons nos cellules par l'absorption excessive d'alcool, d'un excès de médicaments, par l'usage du tabac ou même d'une quelconque drogue, la peau de notre visage subira les conséquences. Des taches, des grains, des points noirs ou des boutons de toutes sortes apparaîtront.

Il en est de même pour l'usage excessif de produits cosmétiques ou l'usage de produits qui ont des effets nocifs sur la peau et les cellules du corps. Les effets indésirables n'apparaîtront généralement qu'après un certain temps, mais y remédier s'avèrera long et difficile.   .

PARTIR DE CE QUI EXISTE

Le philosophe Alain disait à propos de « l'homme de volonté » qu'il se reconnaît à ceci : « il ne discute jamais devant la situation donnée mais qu'il s'y établit et part de là pour changer ».

Peu importe donc comment vous êtes maintenant, il vous faut reconnaître et accepter votre visage, votre corps, vos habitudes et vos façons de faire actuels et partir de là pour s'améliorer.

Sans avoir l'apparence extérieure d'être jeune on peut avoir l'esprit jeune. Pour certains, avoir « l'esprit jeune » suffit amplement pour dire qu'ils sont jeunes. C'est une vue de l'esprit qui accepte les conséquences directes de l'âge sur le corps. Pour cette situation il s'agit de communier par l'esprit mais non par le corps à la « jeunesse éternelle ».

Le port de vêtements pour jeunes n'est pas une solution pour paraître jeune, cela donnerait plutôt une vision ridicule, contraire à l'effet que vous souhaitez. Il y a des vêtements pour chaque tranche d'âge. Le vêtement que porte un bébé ne pourrait jamais convenir à un enfant de 8 ans.

La jeunesse et la beauté découlent du caractère et des conditions de vie

Nos sentiments et toutes nos réactions se traduisent toujours par des mouvements du visage, par des contractions et des détentes musculaires. Au fil du temps et par leurs fréquences, ceux-ci laissent des traces visibles et souvent profondes.

« Avoir un visage serein »

La confiance, la sérénité, la patience sont des sources d'harmonie des traits. Ce sont des clés pour avoir un beau visage.

La colère, l'envie, l'égoïsme, la haine et tout autre souci personnel se marquent sur le visage par des sillons qui ne sont autres que l'expression de ce qui se passe au fond du cœur.

Vouloir rester jeune implique le choix d'un mode de vie où il faut respecter certaines règles. Ce choix commence par l'acceptation avec sérénité de tout ce que l'on fait et de tout ce que l'on vit au quotidien.

Le stress, l'inquiétude, la peur et les craintes qui surviennent avec une cadence plus ou moins soutenue se traduisent toujours par un visage qui se montre plus « vieux et fatigué » qu'il ne l'est.

Vous devez apprendre à relâcher les tensions quand vous les sentez. Lâchez prise, devenez une adepte de la relaxation, autant pour le corps que pour l'esprit.

ASSURONS LE MAINTIEN DE NOTRE CORPS

Mes enfants s'étonnent d'utiliser trente ans après le "mixer " qui a servi pour leur potage lorsqu'ils étaient encore bébés. Je leur expliquais l'importance de la maintenance pour n'importe quel appareil ou équipement que nous utilisons. Il n'y a pas de magie, le "mixer " reste en bon état tel qu'il était il y a trente puisque je me suis occupé de le maintenir en bon état.

Cela consiste en remplacement des pièces d'usure, en nettoyage permanent de la coque, en graissage des éléments tournants. Il est aussi question de « bien utiliser » l'appareil, ne pas le forcer à le faire travailler plus vite ou plus longtemps que ses capacités réelles.

Autrement dit, n'est-il pas plus important d'entretenir pour la même raison notre corps ? oui, notre corps a besoin d'un entretien permanent et quotidien. Quel genre d'entretien notre corps aurait-il besoin ? Quelle relation y-a-t-il entre l'entretien du corps et la beauté du visage ?

Par ailleurs, on dit toujours que « si tu veux voyager loin, ménage ta monture ». Ceci ne s'applique pas uniquement à une monture extérieure à nous-mêmes, mais il y a aussi toute notre monture intérieure, qui contribue largement à notre vie.

Et la ménager signifie, ne pas lui donner trop de lourdes charges à porter, physiquement et surtout émotionnellement. Ne pas ingurgiter souvent des repas lourds à digérer. Ne pas faire porter au dos, aux bras, aux jambes, de fortes charges permanentes qui se répercutent sur les muscles. Ne pas infliger au corps des pointes de charges accidentelles de toute nature. En bref, lourde ici veut dire au-dessus de ce qui est normalement supportable par le corps humain.

Et ce qui est supportable, bien sûr, dépend de la constitution de chacun. Il faut utiliser notre corps à sa juste capacité.

Il est de notre devoir d'entretenir et de ménager notre corps à l'extérieur comme à l'intérieur.

NOTRE PEAU : L'ORGANE QUI REFLÈTE NOTRE SANTÉ

La partie extérieure de notre corps est représentée par notre peau, cette enveloppe de 1,5 à 2 mètres carrés qui représente 15% du poids de notre corps. On pourrait imaginer que cette peau ressemblerait à une « couverture » qui couvre le corps entier. Plus nous vieillissons, plus cette couverture se froisse et présente des plis. Mais qu'est ce qui pourrait froisser en réalité ce tissu alors que nos cellules n'ont pas encore vieilli ?

Comme nous l'avons souligné plus haut, le caractère et le mode de vie sont pour 90 % des causes de ce vieillissement. Mais il y a aussi des facteurs externes que nous pourrions aisément éviter.

« Les rôles de la peau »

La peau joue un rôle important dans la protection de notre corps contre l'entrée de l'eau et des microbes, les frottements et les chocs, les agents chimiques. Elle régule la température de notre corps, lutte contre la chaleur grâce à la sudation. En cas de chaleur excessive, les glandes sudoripares produisent la sueur dont la composition est proche de l'urine diluée et comprenant 10 grammes de matières dissoutes par litre. Par ailleurs, la sueur sert à l'élimination des déchets du sang sans toutefois remplacer l'action des reins car elle n'élimine que 1g d'urée par jour.

En se mélangeant au sébum, la sueur forme un film hydrolipidique qui protège la peau dans les zones exposées aux frottements (mains, bras, jambes, pieds, visage).

Contre le froid, les poils et la graisse couvrent notre peau merveilleusement. On compte 200.000 à 1.000.000 de poils sur notre corps et leur croissance serait de 0,2 millimètres par jour. La glande sébacée déverse un liquide gras, le sébum, qui lubrifie l'épiderme et les poils.

La peau agit aussi comme un organe auxiliaire de la respiration et de l'excrétion. Elle renferme notre réserve de graisse. Elle produit la vitamine D par action du soleil sur le cholestérol et absorbe les solutions alcooliques (exemple : la teinture d'iode) ou graisseuses (les pommades).

La destruction de plus de 22% de la peau peut entraîner la mort.

Avec la connaissance profonde des rôles de la peau , nous pouvons conclure sans conteste que *le respect de son fonctionnement* permet d'ores et déjà de *retarder* son vieillissement .

« Les facteurs externes qui causent le vieillissement de la peau »

Les cosmétologues travaillent d'arrache-pied pour formuler de nouveaux produits qui apporteront les nourritures nécessaires à la peau, qui masqueront en même temps les signes de son vieillissement et qui la protège contre les agressions extérieures de toute nature.

Il existe donc des produits à base de savon pour enlever les saletés et pour contrer les frottements (notamment destinés aux travailleurs manuels). Il existe plusieurs types de crèmes pour la chaleur, la poussière, la sudation excessive.

Il y aussi les différents types de matériels de protection comme les gants divers (ménagers, de manutention, de travail, de consultation pour les médecins), des chapeaux, des lunettes, des masques anti-rayonnement.

Le plus important étant les vêtements qui couvrent 80 à 90% de notre corps.

Analysons alors les facteurs externes qui font vieillir la peau prématurément.

1°) Il y a *l'effet du soleil* ou plus exactement des rayons ultra-violets. Si l'exposition de la peau au soleil apporte des bienfaits – régulation des rythmes biologiques, élévation du métabolisme de base, équilibre psychique – humeur , sommeil – renforcement de nos défenses contre les infections et action germicide sur les micro-organismes, il reste néanmoins des effets négatifs lors d'une exposition prolongée allant du vieillissement cutané, dû à l'augmentation de la kératine au niveau de l'épiderme – hyperkératose – qui entraîne une modification du tissus conjonctif sous-cutané et la détérioration des fibres élastiques du derme : l'élastose solaire .

La peau devient atone, épaisse, ridée, quadrillée de petits plis et parsemées de taches pigmentées plus ou moins foncées. A partir de là, il y a des risques pour différentes sortes de maladies de la peau.

Il est donc fortement conseillé de ne pas tomber dans l'excès de l'exposition de la peau au soleil, même avec l'utilisation des produits de bronzage. Pour montrer à vos amis que vous avez passé de bonnes vacances, montrez leur plutôt un visage serein, nettement différent de votre visage de tous les jours !

2°) L'exposition directe des yeux à des *lumières vives* les font cligner ou fermer à moitié. Des plis marqueront ainsi les coins extrêmes des yeux, les paupières et qui – à la longue - donneront des rides permanents.

Il faut éviter de marcher contre les rayons du soleil. Mais s'il n'est pas possible de faire autrement, il faut utiliser des lunettes appropriées.

3°) Les variations fréquentes de température (climat, chocs thermiques volontaires ou involontaires dûs à une fièvre par exemple), l'exposition à la température ambiante du lieu de travail, trop froide ou trop chaude (en particulier pour les personnes qui travaillent dans les chambres froides, ou celles qui sont dans les usines où la température ambiante est supérieure à 30°C), dégrade rapidement l'épiderme ; soulignons aussi l'effet négatif des climatiseurs où la peau subit un brusque changement de température à la sortie de la salle climatisée .

4°) Les chocs physiques qui compriment les muscles et les vaisseaux sanguins, et qui pourraient donner des micro-blessures. Ceci concerne beaucoup plus certaines disciplines sportives comme la boxe. Mais citons aussi les particules issues de différents produits comme la laine de verre, les abrasifs divers, les poussières qui se déposent sur la peau du visage. La moindre démangeaison entraîne un grattage néfaste pour la peau.

5°) Les intolérances vis-à-vis de certains produits chimiques sous forme de vapeur, de poudre ou de liquide qui créent des allergies.

6°) Les brûlures de toute nature, même superficielles. Ceci est remarquable au niveau des lèvres et des doigts des fumeurs.

« Les facteurs internes du vieillissement de la peau »

1°) Selon notre humeur, la peau du visage s'étire, se tend ou se détend. Elle est le miroir de notre mode de vie.

En cas de joie, la peau est détendue suivant les sens des muscles du visage, donnant l'expression d'un trait reposé. Le sang circule normalement et donne un teint de peau agréable à voir.

En cas de colère, la peau s'étire dans tous les sens, laissant apparaître souvent les muscles sous la peau; le sang se bouscule dans les artères et ce dernier se gonfle en plusieurs endroits. Le visage prend une couleur rouge donnant l'impression d'échauffement.

En cas de souci, des plis en forme d'accents circonflexes apparaissent au niveau du front, et s'ajoutent aux deux accents circonflexes des sourcils.

LES BONNES HABITUDES A PRENDRE

Il faudrait agir en sorte pour maintenir un sentiment de joie, et de sérénité chaque jour, dès le matin. Mais comment y parvenir avec tous les soucis et problèmes de la vie quotidienne ?

Je m'y applique tous les jours dès la levée du soleil, avant même de franchir la porte de ma maison. Le résultat ? Une sérénité qui s'affiche quotidiennement sur mon visage et que les autres lisent. Le *sourire* est le premier facteur de jeunesse, gratuit, mais valeureux ! Vous ne serez jamais le seul à bénéficier du résultat, et vous encouragez les autres en le voyant.

2°) Le sommeil est le premier repos, le moyen le plus efficace pour reprendre de la vitalité et de l'énergie. Un sommeil réparateur de 8 heures par jour vaut plus que plusieurs repas. Utilisons à bon escient ce don gracieux de la nature; ne gaspillons pas ce temps de repos naturel qui nous est offert. Respectons ce passage naturel obligé après une journée bien remplie.

Le manque de sommeil entraîne non seulement une fatigue physique générale mais aussi une crispation des nerfs et un bouleversement psychique du corps entier.

Sortir dans la rue au petit jour avec un manque de sommeil force les yeux à cligner car ils ne supportent pas la lumière du jour. Cela favorise la formation des rides.

« Y a-t-il un remède efficace contre l'insomnie ? »

L'insomnie est une maladie de notre temps. Le bruit, l'énervement, les soucis divers, la pollution, le stress et l'inquiétude sont autant de facteurs favorisant l'insomnie.

Cependant, si vous ne souffrez pas d'une maladie particulière, il vous est tout à fait possible d'éradiquer l'insomnie de votre vie.

La berceuse accompagnée d'une chanson douce reste efficace pour les bébés. Les contes ou les légendes racontées par les grands parents plongent les enfants dans le sommeil en un rien de temps. Pourquoi ? parce que leur pensée se concentre sur une image simple ou une musique pendant que leur corps *éprouve le besoin* de repos.

Eprouvez-vous vraiment le besoin de vous reposer, le besoin d'une bonne nuit de sommeil ?

Si c'est oui, la base de la technique que je vous propose reste la même. Mettez vous au lit immédiatement après avoir bâillé une troisième fois. Réglez bien la hauteur de votre oreiller. Prenez bien position sur votre lit de manière à vous sentir à l'aise, détendez vous au maximum. Oubliez les problèmes de la journée. Dites au fond de vous-même que vous aurez la solution le lendemain.

Concentrez votre pensée sur une seule chose - un seul sujet simple que vous aimez – par exemple un beau tapis vert ou dans l'herbe où vous vous allongez – laissez vous aller avec cette impression; imaginez ce bel endroit et portez-y votre attention pendant un certain temps, 10 à 15 minutes sur la beauté du paysage.

Laissez-vous entraîner et n'opposez aucune résistance à la pensée ou aux gestes de vos bras ou de vos jambes qui vous mettent à l'aise. Votre corps entier se sent bien, aucune partie de votre corps n'est en position gênante. Vos genoux reposent bien, vous ne les sentez plus. Vos bras sont en bonne position, libres de tout mouvement, mais immobiles.

Vous sentez davantage la fraîcheur de l'herbe (si vous avez imaginé être étendu sur le sol), la douceur de la brise qui règne, vous entendez le léger sifflement des oiseaux qui s'éloignent de plus en plus. Tout cela capte votre pensée et vous entraîne vers l'oubli de tout ce qui est visible par vos yeux. Laissez-vous entraîner un peu plus jusqu'à ce que les nerfs de la vue, de l'ouïe et du toucher se relâchent et ne sentent plus rien. Et voilà ! vous êtes parti ! bonne nuit !

La fatigue physique aide beaucoup pour accomplir ce voyage et elle y est pour 90% de sa réussite. Cependant, il faut saisir à temps le moment opportun pour que cette opération réussisse. Terminez rapidement tout ce que vous avez à faire avant de prendre le lit. Soyez persuadé que vous avez un rendez-vous très important avec Monsieur Sommeil. Que rien ne gêne le début ! Vous oubliez tout, le travail, les problèmes, remettez tout cela pour le lendemain matin.

« Bien commencer le cérémonial du sommeil »

Le meilleur moment de vous mettre au lit commence lorsque vous bâillez une deuxième fois. Mettez-vous au lit immédiatement et adoptez une position relaxante. Réglez votre position, la hauteur de votre oreiller. Prenez votre position favorite sur le lit. Accueillez Monsieur Sommeil avec le plus grand plaisir !

La troisième fois que vous bâillez, fermez vos yeux. Ne pensez plus à rien. Bâiller deux fois suffit. N'attendez jamais la troisième fois pour vous mettre au lit sinon vous raterez le rendez-vous avec Monsieur Sommeil. Et croyez moi, il ne reviendra pas de sitôt.

Le sommeil ne dépend pas de la quantité d'aliments ingurgités avant de dormir. Certaines personnes prétendent en effet que si l'on mange mal le soir, la nuit ne passe pas. C'est tout à fait le contraire de ce qu'il faut pour avoir un bon sommeil !

« La fatigue physique est l'un des facteurs favorisant le sommeil »

Cependant, une trop grande fatigue peut entraîner au contraire vers l'insomnie. Cela signifie qu'il faut doser le travail physique de votre corps de manière à ne pas tomber dans l'excès de fatigue. Il faut une activité modérée et régulière dans la journée.

Dan Buettner, auteur du livre *"The blue zone"* recommande que *"l'on bouge naturellement et que l'on soit actif sans avoir à y penser"*.

Et il faut savoir s'arrêter à temps pour ne pas dépasser vos limites.

N'oubliez jamais qu'il n'y aura pas de gendarme - à part vous-même - pour vous interdire de passer outre vos limites physiques.

« A chacun ses dispositions »

Il n'est pas rare de voir des gens dormir profondément devant la télévision ; il est courant de trouver un homme bien calé dans son fauteuil, un journal ou un livre dans la main et qui ronfle à merveille; l'on découvre un certain nombre de gens profondément endormis alors que la radio continue de fonctionner. Des personnes trouvent le sommeil n'importe où, même en voiture ou durant un voyage.

Par contre, d'autres personnes ne supportent pas le moindre bruit. Elles sont nerveuses et préfèrent même insérer des "boules quiès" dans les oreilles avant de dormir. En fait, elles recherchent le calme pour pouvoir s'endormir.

Peu importe donc la méthode, il s'agit juste de trouver la manière d'aborder le sommeil qui vous est propre.

Cependant, il y a un point important indiscutable : ayez soin de prendre votre *dernier verre d'eau avant 18 heures* pour éviter de *casser* votre sommeil la nuit. Il vous serait très difficile après de le reprendre.

« Il ne faut pas surcharger votre mémoire de choses inutiles »

Apprenez à oublier les mauvais souvenirs de la journée. Ne soyez pas rancunier, tournez votre attention sur des choses plus positives, sinon essayez de retenir les meilleurs moments ou évènements de votre journée. Ne remettez jamais cette action au lendemain.

Décharger votre mémoire des données qui l'encombrent pour rien : par exemple, au lieu de vous efforcer à retenir le numéro de téléphone de votre coiffeur, inscrivez-le dans un répertoire. Retenez plutôt les bonnes règles d'hygiène pour votre corps.

Au volant de votre voiture, évitez de parler des autres conducteurs qui gênent votre passage. Evitez les critiques qui ne vous apporteraient que des énervements inutiles. Prenez leurs erreurs avec humour et vous imprègnerez votre cerveau avec de bons souvenirs.

« Un bon réveil donne le départ d'une bonne humeur pour la journée »

Un bon sommeil aboutit forcément à un bon réveil. *« Rien ne sert de courir, il faut partir à point »* (fable de La Fontaine)

Le réveil est aussi un facteur important pour l'équilibre du corps. Rien de plus rafraîchissant et d'encourageant qu'un réveil dans de bonnes conditions. qui respecte votre rythme biologique. C'est l'ouverture à l'activité du jour. De votre humeur au réveil dépendra la plupart de vos comportements – et donc des évènements - dans la journée qui suit.

La Fontaine a eu raison de dire que rien ne sert de courir. Au fait, pourquoi courir ? nous courons déjà suffisamment pour nos occupation quotidiennes. L'occupation de notre pensée par la peur d'être en retard – par exemple - conditionne notre cerveau dans ce sens, et risque d'instaurer un stress néfaste. Si on est tout le temps pressé, il est urgent de bien réorganiser ses journées.

Nous voulons parfois tout faire et nous n'avançons pas. Notre sommeil se trouve affecté par cela. La précipitation force notre cœur à un rythme inhabituel qui fatigue notre organisme entier et nous fait paraître plus vieux que nous le sommes. Nos gestes extérieurs deviennent par moments incontrôlés. Notre peau suit les déformations et les chocs entraînés par ces gestes. Le corps subit les effets physiques de notre comportement : tension et palpitation.

Il faut partir à point, c'est la règle d'or de toute activité. Notre occupation quotidienne doit commencer par un bon départ pour être réussie. Notre organisme a aussi besoin d'un bon démarrage pour assumer correctement ses différentes fonctions internes. Il faut un bon démarrage au bon moment. Un bon démarrage au mauvais moment donne le même résultat qu'un mauvais démarrage au bon moment.

Pour être en bonne forme, le réveil ne doit pas être précipité. Une mauvaise organisation du sommeil fait que l'on se réveille en sursaut car on est en retard. La durée de sommeil s'en trouve écourtée.

Le fait d'avoir veillé pour avoir regardé la télévision, par exemple, ne nous apporte qu'un plaisir passager qui a pour résultat le manque de sommeil.

Une mauvaise organisation de notre travail ou des tâches à la maison conduit au même résultat.

En fin de compte, l'organisation de notre emploi du temps joue un grand rôle dans l'équilibre de notre vie quotidienne dès notre réveil matinal.

Note : Evitez de vous exposer sous une lumière brusque au réveil. La violence de la lumière vous forcera à fermer ou à cligner des yeux. Vous froncez les sourcils et de ce fait, vous aidez à former des rides indésirables.

La présence d'une musique adéquate est très bénéfique pendant votre « préparation » du réveil. C'est le rôle attribué à la musique dite « fonctionnelle ». Si vous préférez la radio, choisissez l'onde où le programme et la voix du speaker vous conviennent au mieux. Elle ne vous fatiguera pas dès la première heure. Au contraire, elle vous mettra en bonne humeur pour commencer la journée.

Je vous propose à titre indicatif un programme type au réveil :

Avant même d'ouvrir vos yeux, lorsque vous bâillez encore à fond, étirez vous bien au lit : jambes et bras bien tendus. Pressez vos yeux à l'aide de vos index sur leur longueur 3 à 4 fois jusqu'à la disparition de la sensation de fatigue ou de démangeaison. Et ne les frottez jamais !

Mettez la radio en marche, sur le programme de votre choix .

Levez vous doucement, et buvez les verres d'eau selon votre poids (voir cure d'eau japonaise, plus loin); marquez un petit arrêt après 2 verres avant de continuer, il faut permettre au gaz de se dégager de votre gorge.

Faites des exercices de souplesse après un petit échauffement de 5 minutes. Roulez vos épaules d'avant en arrière, étirez vos bras, décrivez des cercles, dérouillez votre cou en tournant la tête de droite à gauche et de gauche à droite. Tournez le tronc de droite à gauche. Effectuez des courbettes.

Vous avez le choix entre prendre votre petit déjeuner et faire votre toilette ou l'inverse. Et vous êtes prêt pour la journée !

Il y a une organisation naturelle qui prévoit la division du temps afin que nous puissions à notre tour l'utiliser à bon escient.

Il y a un temps pour le travail. Ce temps est déterminé par la journée qui commence au lever du jour et se termine au coucher du soleil. Le travail, vous le commencez sur le lieu de travail et vous le terminez également sur le lieu de travail.

Il y a de la même façon un temps pour se reposer après le travail, C'est la nuit.

Mais nous sommes bien conscients que la vie du monde moderne nous entraîne souvent vers la transgression de ces règles du temps. Le rythme de travail pour une meilleure production nous « vole » une bonne partie de notre temps, y comprise celle réservée au repos quotidien.

Nous voulons une compensation de ce temps par l'argent. *Mais le sommeil ne s'achète pas.* C'est un don naturel qu'aucune chose au monde ne pourrait remplacer.

Profitez des quelques moments d'inactivités - voyage, trajet en voiture (si vous ne conduisez pas) ou en métro - pour fermer les yeux 5 à 10 minutes. Oui, la nature a prévu fort heureusement la fermeture des paupières qui ressemble étrangement à la fermeture de "vos fenêtres " pour le début de votre sommeil. Cette action vous procurera un avant goût du repos que vous aurez au lit. Vous déclencherez ainsi les réflexes nécessaires à votre prochain sommeil.

AVEZ-VOUS RÉELLEMENT BESOIN DE TOUT L'ATTIRAIL DES RAYONS DE PRODUITS COSMÉTIQUES POUR ÊTRE BELLE ?

Certes, les produits cosmétiques sont les fruits de plusieurs années de recherches et d'observations. Des millions de gens les utilisent avec plus ou moins de satisfactions et aussi avec des résultats plus ou moins visibles. Mais malgré cela, le plus gros inconvénient reste l'accoutumance de la peau aux   substances absorbées et qui oblige les utilisateurs à en changer plusieurs fois car l'effet a cessé d'agir et que les bienfaits s'atténuent.

Le slogan du genre « Rayonnez toute la journée » en dit long sur le rôle des produits cosmétiques. S'ils assurent le nettoyage et l'hydratation de la peau, alors la protection de cette dernière reste certaine pour la journée.

A vrai dire, il n'y a pas de norme pour la protection de tous les types de peau. Le soleil, le changement climatique, l'environnement où on vit et le mode de vie de chacun, sont autant de facteurs d'agression de notre peau, et qui sont difficilement contrôlables.

Il n'existe aucun produit, aussi complexe soit-t-il, qui puisse réellement garantir les contrôles simultanés de la régénération, la réparation et le raffermissement des tissus, la réduction des rides et des ridules, la correction des troubles pigmentaires de la peau ainsi que la protection contre les méfaits des rayons ultra-violets et des radicaux libres. Des projectiles invisibles bombardent en permanence la surface de notre épiderme, creuse des rides et détruisent les fibres élastiques.

Ce sont des termes techniques courants et repris en publicité pour attirer la clientèle dans l'utilisation d'un produit cosmétique. Les effets ne sont pas toujours perceptibles. Parfois, des effets contradictoires sont mêmes observés par les dermatologues. Il faut donc rester très prudent dans l'utilisation d'un produit, et ne pas hésiter à demander l'avis d'un dermatologue.

Le recours abusif aux médicaments et aux produits cosmétiques à base de corticoïde entraînent la dermatite du visage dont souffre un nombre non négligeable de femmes.

« Profitez du service gratuit de la nature »

La nature nous offre beaucoup de produits mille fois plus intéressants. Leur utilisation ne comporte aucun risque, et ils sont nettement plus abordables, financièrement parlant. Leurs utilisations ne nécessitent aucun avis de spécialiste. Ils sont appelés communément des « recettes de grand-mère », mais leur efficacité n'en est pas amoindrie.

Au contraire, on revient actuellement de plus en plus à ces recettes éprouvées par le temps.

Je suis entièrement d'accord que leur préparation demande du temps et qu'ils sont parfois difficiles à conserver, mais ce sont des inconvénients négligeables par rapport aux avantages qu'ils offrent.

Parmi les produits naturels, voici quelques exemples dont l'efficacité a été prouvée :

La chair d'avocat pressée - environ l'équivalent d'un pot de yaourt de 125 millilitres – mélangé à 65 millilitres de yaourt nature, que l'on applique comme un masque pendant une demi-heure sur le visage, améliore considérablement la souplesse de la peau.

Le jaune d'œuf battu additionné d'une portion de yaourt -1 jaune d'œuf pour un pot de 65 millilitres de yaourt nature - constitue un bon masque qui raffermirait plutôt l'épiderme.

Le miel ajouté au citron dans la proportion d'une cuillérée à café de miel pour cinq gouttes de citron, ce mélange appliqué pendant deux heures donnerait un aspect de fraîcheur à la peau et nettoie les pores.

Quelques tranches de concombres crus appliquées directement sur la peau du visage la raffermissent.

Le jus de carotte cru contient du carotène, appliqué à la peau sous forme de cataplasme, il ravive la couleur de la peau et la nourrit avec la vitamine A.

La chair de prune broyée appliquée sur le visage pendant une demi-heure procure à la peau un aspect velouté.

Le bleuet appliqué sur la paupière fatiguée, sous forme de bain, lui redonne un aspect lisse et frais.

Le lavage de la peau avec de l'eau de tilleul dilate les pores, combat l'effet du vent ou du froid sur la peau : prenez 5 grammes de tilleul pour un demi-litre d'eau. Faites bouillir l'eau et jetez-y les feuilles de tilleul. Laisser en ébullition pendant 10 minutes avant de l'enlever du feu et utilisez tiède.

Le fraisier des bois appliqué en cataplasme froid sur la peau la nettoie, l'adoucit et l'embellit.

L'eau de rose rouge en lotion tonifie, nettoie la peau et combat les rides.

La lotion avec de l'huile de lin – un quart d'eau bouillie pour une cuillérée à café d'huile de lin – adoucit et hydrate la peau.   .

LE TRAITEMENT EXTERNE DE LA PEAU : LES GESTES QUOTIDIENS QUI AIDENT

Le soin de la peau commence toujours par son nettoyage le matin au levée et le soir avant de dormir.

Vous pouvez utiliser pour cela du savon de Marseille. Attention ! à tout temps, il faut employer de l'eau tiède (environ 20° C), pourquoi ?

Parce que l'eau chaude dilate les muscles, donc permet une augmentation de leur élasticité, et rallonge par la même occasion la peau, dilate les pores qui délivrent le sébum pour rien. La peau se ramollit et l'apparition des rides s'en trouve facilitée.

L'eau froide raidit les muscles et donne un choc thermique sur la peau dont le résultat se manifeste par une tension des muscles et de l'épiderme. Ce dernier s'abîme, se rétracte et forme des micro-crevasses néfastes qui donnent l'apparence de vieillesse surtout aux endroits où l'épaisseur de la peau s'avère plus mince (tempe, nez, lobes de l'oreille, pommettes). Les pores se rétrécissent et la peau s'étouffe, elle n'assure plus normalement son rôle d'appareil respiratoire.

Veillez toujours à ne pas masser trop fort la peau du visage pendant son lavage. Vous créerez ainsi des rides involontairement.

On ne fait pas toujours attention à ses gestes pendant le lavage du visage. On le parcourt n'importe comment, dans n'importe quel sens. Imaginez que vous êtes en train de repasser un linge dans tous les sens. Quel genre de repassage obtiendrez-vous ? Au lieu de repasser, vous avez l'impression de former plutôt des plis.

Le même phénomène se reproduit sur la peau de votre visage. Je reconnais que le fait de presser la peau du visage avec les deux mains pendant son lavage, donne un certain soulagement. Mais comment faut-il faire ? Pour laver votre visage, gardez le sens du mouvement de vos mains, de la partie centrale de votre visage vers les oreilles. C'est une simple question d'habitude qui sauverait votre beauté. La nature a tellement bien conçu cette notion de symétrie des formes qu'il serait dommage de ne pas garder la symétrie des gestes.

Il ne faut pas essuyer ou frotter le visage après le lavage à l'eau. Il serait plus commode de le tamponner avec votre serviette. Le fait de le frotter exerce des mouvements de massage involontaires, incontrôlés et favorise la création de plis temporaires qui deviendraient définitifs au fil du temps à force de répéter chaque jour les mêmes mouvements.

Par ailleurs, vous risquez aussi de frotter un bouton en pleine formation ou une blessure de rasoir !

Eviter de vous masser le visage n'importe comment car vous risquez à tout moment de créer des nouveaux rides involontaires.

Après une rude journée ou une concentration continue sur un travail, il est naturel de passer les deux mains sur le visage. Certaines personnes n'hésitent pas à se laver le visage surtout quand il fait chaud. Il n'y a pas mieux pour se rafraîchir, mais l'inconvénient c'est de refaire les mauvais gestes de lavage du visage.

Si vous voulez protéger votre peau contre les agressions extérieures, enduisez-la d'une mince couche de glycérine diluée à l'eau distillée à raison de 1 volume de glycérine pour 5 volumes d'eau. L'application reste invisible. Un simple lavage à l'eau tiède suffit pour l'enlever le soir.

« Le miel et la peau »

Je me permets de soulever ici les avantages particuliers du miel par rapport aux autres produits naturels. Son utilisation date de l'Antiquité et continue à séduire les cosmétologues pour ses vertus.

En effet, le glucose, le fructose, les minéraux, le protéine et les polyphénols qu'il contient préviennent les effets néfastes de l'oxydation cellulaire et retardent le vieillissement. L'acide formique présent dans le nectar des fleurs est additionné d'eau et d'autres substances non identifiées en quantités infinitésimales.

Son pouvoir cicatrisant est reconnu par le monde médical. Ceci voudrait dire que les petits bobos du visage sont vite soignés, ce qui évite de laisser des traces.

Il est aussi connu pour ses vertus anti-irritations, très apprécié des peaux sensibles. Il favorise aussi l'hydratation de la peau, facteur très convoité par les crèmes destinées au visage.

Les miels les plus actifs en cosmétologie sont des miels liquides, bien équilibrés.

J'ai essayé la formule de crème suivante qui fait beaucoup d'heureux jusqu'à présent : elle est adaptée à tous types de peaux et ne présente aucune intolérance (sauf peut-être pour les peaux qui présentent déjà une forme de maladie quelconque). Et elle n'a aucun effet secondaire.

Recette principale :

Mettre dans un bol de 100 centilitres en pyrex ou en porcelaine, 10 grammes de cire d'abeille, 60 millilitres d'huile de soja ou d'amande douce, et chauffer au bain marie tout en remuant avec une spatule en bois.

Lorsque l'ensemble est fondu, enlever le bol et le poser sur un chiffon. Attention ne le posez jamais sur une paillasse carrelée froide au risque que le bol se brise.

Prenez 80 millilitres de l'eau qui a servi au bain marie et versez-la petit à petit sur le premier mélange tout en le remuant dans un sens jusqu'à ce que la crème s'épaississe telle une mayonnaise.

Ajouter une goutte d'huile essentielle de géranium et laisser reposer pendant deux heures. Je recommande de faire la préparation le soir et de la laisser reposer la nuit. Le surplus d'eau apparaîtra sous la croûte de crème. Percer cette croûte sur un coté du bol afin de faire sortir cette eau.

Pour parfaire l'opération, vous pouvez presser la crème avec une spatule large afin d'en extraire le maximum d'eau restant. La crème est prête pour une utilisation immédiate.

Appliquez-la sur le visage en une couche mince le soir. Le matin, vous pouvez l'enlever par lavage à l'eau tiède. Si vous n'avez pas la peau trop grasse, vous pouvez porter cette crème le jour.

La crème peut être aisément conservée au réfrigérateur. La quantité que j'ai indiquée ci-dessus suffirait pour une semaine.   .

CURE D'EAU À LA JAPONAISE

Cette cure d'eau nous paraît incroyable, mais les faits prouvent qu'elle est fondée et recommandée. Boire une quantité d'eau suffisante à la fois rend le colon efficace pour produire davantage de sang renouvelé connu en terme médical comme *hématopoïèse* (formation des globules blancs et de globules rouges).

Ceci est rendu possible par l'activation de remplis de la muqueuse du colon de l'intestin qui absorbe les éléments nutritifs de la nourriture qu'on prend et les tourne en « sang neuf et frais ».

Le principe de la cure d'eau, c'est de boire en une seule fois un certain nombre de verres d'eau le matin au lever, sans avoir encore fait un rinçage de bouche. La quantité approximative est en fonction de votre poids :

de 10 à 15 Kg : 2 verres de 21 cc (centimètres cube) environ

de 16 à 25 Kg : 2,5 verres

de 26 à 35 Kg : 3 verres

de 36 à 45 Kg : 3,5 verres

de 46 à 50 Kg : 4,5 verres

de 51 à 55 Kg : 5,5 verres

de 56 à plus de 60 Kg : 6 verres

Vous pouvez essayer cette cure par étape pour résoudre certains problèmes de santé. Le seul inconvénient de la cure, c'est qu'elle vous oblige à vous lever assez tôt le matin pour prévenir toute envie d'uriner en cours de route. De plus elle retarde l'heure de votre petit déjeuner.

Par étape veut dire que – au début – vous ne la faites pas tous les jours, mais seulement tout les week-ends, par exemple, ou une fois toutes les 2 semaines.

Essayez et vous serez étonnée par cette cure d'eau : vous aurez plus de vitalité, une meilleure digestion, vous serez plus calme et en bien meilleure forme.

MÉNAGEZ VOTRE COEUR

L'expression « avoir mal au cœur » prend ici toute sa signification ! Il faut éviter de blesser le cœur, de le fatiguer, de le rendre malade. Il faut éviter autant que possible toutes choses qui peuvent perturber son fonctionnement normal :

Evitez les discussions inutiles qui peuvent entraîner vers une dispute, violente ou pas, il y aura toujours un brin de colère dans toute dispute qui accélère le rythme cardiaque.

Evitez autant que possible les émotions trop fortes durant un temps plus ou moins long et dont le résultat se traduit par un visage crispé.

Ne gardez aucune rancune vis-à-vis de quelqu'un : cela ferait travailler votre cœur plus durement et votre visage deviendra aussi plus pâle.

Surveillez votre alimentation, évitez les excès de graisse et d'alcool qui pourraient surcharger votre cœur.

Evitez les tabacs et autres excitants qui gênent le fonctionnement du cœur.

VOTRE ALIMENTATION POUR RESTER JEUNE

Un savant viennois démontra la corrélation entre la nutrition et la santé de la peau grâce à l'expérience suivante : il alimenta un groupe de lapins uniquement par de l'avoine, donc par un aliment acidifiant. Leur peau devenait vulnérable à une agression.

Mais l'apport de verdure, donc aliment alcalinisant dans leur alimentation changeait leur processus de défense et arrêtait cette vulnérabilité de leur peau. La peau des lapins était riche en potassium et sodium. Celles des animaux alcalinisés étaient riches en calcium et en magnésium.

1 -Votre alimentation en 4 règles simples :

Prenez 3 repas par jour suivant le précepte : le matin mangez comme un roi, à midi mangez comme un prince, et le soir mangez comme un pauvre.

Variez votre alimentation en faisant un choix dans le groupe suivant : lait demi-écrémé, yaourt, viande maigre, poisson, volaille, légume, fruits crus ou cuits, pain, céréales, pomme de terre, légumes secs.

Limitez la consommation des graisses saturées (celles qui se figent en se refroidissant) : utilisez plutôt des huiles végétales riches en graisses poly saturées, jamais d'excès d'aliments sucrés.

Buvez 1,5 litres d'eau par jour.

Mangez bien, mangez juste ce qu'il vous faut, ce que votre corps vous demande, la quantité nécessaire et suffisante pour vos besoins énergétiques quotidiens. Mangez pour vivre !

Etablissez une liste des aliments que vous n'aimez pas.

Ajoutez à cette liste, les aliments que vous aimez, mais que vous ne supportez pas pour diverses raisons.

Ajoutez ce que vous aimez et que vous pouvez prendre sans crainte.

Marquez pour chacun d'eux les raisons et les impacts sur votre corps.

Faites après une liste des repas que vous pouvez et souhaitez prendre souvent et écrivez pourquoi.

Pouvez-vous manger à horaire fixe, et si non, pourquoi ?

Une fois que vous aurez répondu à ces questions, réflechissez bien sur ce que vous pouvez faire en conciliant vos envies et ce qui est bon pour votre corps ; et établissez ce que vous pouvez manger souvent, rarement et pas du tout.

Chacun a ses habitudes quant à l'alimentation prise au quotidien. Je me souviens que ma grand-mère était farouchement attachée à un programme de nourriture hebdomadaire. Elle m'expliquait que cela permettait d'abord une bonne gestion de l'appareil digestif, habitué au même rythme, une bonne gestion des denrées, surtout celles de type saisonnier.

L'inconvénient de ce système, c'est que savoir d'avance de ce que l'on va manger pourrait freiner l'appétit si le menu ne convient pas au désir de la journée. Parfois ,il suffisait de ne pas trouver la denrée ou l'un des ingrédients de la recette pour bouleverser tout le système digestif habitué et préparé pour le menu préétabli .

De plus, le fait de sentir l'odeur d'un autre repas qui nous plait avant de manger ce qui est préparé, ravive l'envie de manger la même chose qui a été sentie. Ainsi l'estomac ou le palais refuse ce qui est présent sous les yeux.

J'ai une chatte qui venait me voir tous les matins à l'heure du petit déjeuner. Une fois, je faisais cuire du poisson sur le feu, pendant que je prenais du lait. Elle s'approchait de moi comme d'habitude. Je lui donnais un peu de lait dans son bol mais aucune réaction, apparemment elle n'en voulait pas du tout.

Elle continuait à me regarder. J'ai compris, comme elle sentait autre chose, le poisson en pleine cuisson, le lait ne l'attirait plus. La priorité pour son palais c'est le poisson ! Et nous nous comportons de la même manière.

Je pense que le besoin réel du corps pour chacun des instants doit être senti par chacun de nous. En cas de fatigue par exemple, mon corps demanderait plus de légumes cuits à la vapeur assaisonnés d'un simple jus de viande. Pour vous, c'est probablement différent. Il faudrait bien analyser ce qui est demandé par le corps et de le *discerner de l'envie* simple issue de l'esprit.

En tous cas, je pense qu'il faudrait manger à la demande, aussi bien en qualité qu'en quantité. Je précise que manger à la demande est très différent de manger sans ménagement à toute heure (ce qui peut être un symptôme de boulimie).

Votre envie du jour pour un aliment donné dépend de votre humeur au réveil, de votre état de santé général durant la nuit et du besoin réel de votre corps pour refaire votre forme. Chaque matin, on ressent ce désir de manger plutôt une chose qu'une autre et on peut se tabler sur cette sensation pour formuler son menu du jour.

Je reconnais que cela peut ne pas toujours être possible. Faute de temps, nous nous confions par exemple aux plats préparés par les restaurateurs. Ils vous présentent le maximum de variétés de plats conçues à leurs «envies » du jour. Vous devez donc suivre les « envies » du restaurateur.

Tant mieux si votre envie correspond à la sienne, mais il y aura toujours une différence si petite soit-elle. Votre volonté se plie au fait de ne pas pouvoir faire autrement. L'impact existe aussi au niveau de votre système digestif, donc au niveau de votre peau.

Le réflexe de Pavlov démontre bien ce phénomène. L'envie déclenche le fonctionnement de tout le système gastrique. Cette envie sera accentuée par les trois organes – la vue, l'odorat et le toucher – au moment du repas. Le simple fait d'entendre le bruit des assiettes à l'heure du repas peut même suffire pour déclencher le processus gastrique.

Il faut cependant éviter d'être prisonnier de notre envie. Si pour une raison quelconque, nous ne trouvons pas ce que nous avons envie de prendre, il ne faut pas s'affoler. Adaptez-vous à la situation. Si vous aviez pensé prendre du cassoulet à midi et qu'il n'y en a pas, prenez la décision de choisir ce dont vous avez envie parmi les plats disponibles.

Ne dramatisez pas le fait que vous n'avez pas toujours à portée de main ce dont vous avez envie.

Laissez libre cours à votre imagination de temps en temps. Il ne faut pas figer les menus d'avance.

« Des types de nourritures acceptées universellement »

Malgré les différences de préférence pour chacun, il existe tout de même une liste d'aliments connus et utilisés par tout le monde.

Leurs appellations peuvent être différentes sans que cela puisse gêner. Chacun les accepte donc facilement. On connaît leur vertu et leurs effets depuis des siècles. Il n'y aucun risque à les consommer :

Les légumes classiques (pomme de terre, carottes, navets, ails, oignons, choux, betteraves, courgettes, courges, concombres, poireaux, …) sont bien acceptés par la majorité des gens, sauf en cas de maladie.

Qu'ils soient absorbés sous forme de soupe, de crudités, consommés ensemble ou séparément, le but reste le même : alimenter notre corps afin de lui donner l'énergie nécessaire à son activité, et n'avoir aucune influence néfaste sur notre apparence.

« Manger en quantité suffisante »

La pire tentation c'est de manger plus que ce que notre corps a besoin. Parce que le plat est succulent, par habitude ou pour une autre raison, nous nous laissons entraîner par l'absorption d'une quantité supérieure à ce que nous avons besoin de prendre.

N'oublions pas que cela nécessiterait toujours plus de travail pour notre système digestif. Et cela signifie plus de travail pour notre organisme entier pour éliminer les excès. Car tout surplus cherche à se loger quelque part dans notre corps, et la peau aussi reflète la présence de ces excès dans l'organisme.

Manger à la demande implique nécessairement un contrôle de ce que nous mangeons pour éviter tout excès et tout élément nuisible au corps. Et nous ne prenons pas le risque de fatiguer inutilement notre organisme (et de le faire vieillir plus vite) en surveillant notre poids.

« Des légumes et des fruits en majorité »

Faut-il donc supprimer la viande ? oui, si vous le pouvez. Si vous vous sentez capable de vous passer de viande, n'hésitez pas à le faire. Mais pas totalement si vous ne le voulez pas, veillez à garder le minimum de calories nécessaires pour vos activités physiques.

Préférez aussi le poisson ou le poulet autant que possible quand vous avez envie de vous rabattre sur un bon steak.

« Votre activité physique quotidienne : gardez le naturel »

Exploitez toutes les situations pour faire de l'exercice, faites de la marche à pied, utilisez le moins possible la voiture ou les transports.

Prenez plutôt l'escalier au lieu de toujours prendre l'ascenseur.

Jaugez bien votre capacité physique pour n'importe quelle discipline sportive. Pour une meilleure évaluation de vos capacités physiques, il vaut mieux faire appel à un spécialiste.

VOTRE CORPS PEUT VOUS MAINTENIR JEUNE DE PAR LUI-MÊME

Si vos organes internes assument leur fonction normale, votre peau se trouverait merveilleusement embellie et gardera sa jeunesse.

Inutile de chercher des médications compliquées et onéreuses.

Evidemment, l'on pensera toujours aux soins quotidiens du visage par l'utilisation des produits cosmétiques de renom, de plus en plus sophistiqués, mais ce sont souvent de simples masques pour 8 heures d'application que l'on doit nettoyer tous les soirs et qui laissent apparaître votre visage tel qu'il était avant une fois que vous arrêtez de les utiliser.

Ceci veut dire que vous êtes condamnée à jamais à son application pour garder l'apparence désirée.

Votre corps n'a pas besoin d'un élément extérieur à appliquer régulièrement pour maintenir aussi longtemps que possible sa vigueur et sa jeunesse. Vous n'avez juste besoin que des quelques bonnes habitudes à prendre, des habitudes exposées tout au long de ce livre.

Je termine ici cet ouvrage, en espérant que cela vous aide à maintenir une apparence jeune, une bonne santé, une bonne vitalité et une joie de vivre en permanence !

Ce livre vous a plu ? trouvez d'autres livres intéressants sur
la page Facebook :
Facebook.com/deslivrespourvous